APERÇU HISTORIQUE

SUR

LE CHOLÉRA,

A TOULON.

APERÇU HISTORIQUE

SUR

L'INVASION, LA MARCHE

ET LES EFFETS

DU CHOLÉRA

A TOULON.

RÉSUMÉ DE LA CORRESPONDANCE
D'UN EX-ADMINISTRATEUR
DU BURÉAU CENTRAL DE SECOURS,
DU 20 JUIN AU 31 AOUT 1835.

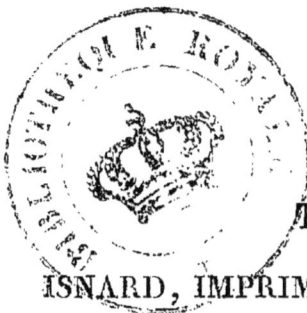

TOULON,

ISNARD, IMPRIMEUR-LIBRAIRE, ÉDITEUR,
RUE DE L'ARSENAL, N° 13.

—

1835.

Copie d'une lettre écrite par l'auteur à M. le Préfet du Var, pour lui demander l'agrément de faire paraître, sous ses auspices, un Tableau raccourci de ce qui s'est passé à Toulon pendant le choléra.

—

Monsieur le Préfet,

C'est électrisé par votre exemple que j'ai osé, moi étranger à la ville de Toulon, offrir ma coopération à l'acte de dévouement que vous avez provoqué par votre proclamation du 13 juillet dernier. Permettez moi de vous en restituer l'honneur et de faire paraître, sous vos auspices, une brochure intitulée : *Aperçu historique sur l'invasion, la marche et les effets du choléra à Toulon.*

La protection que vous accorderez à cet opuscule, monsieur le Préfet, en garantira le débit, dont je destine moitié du produit brut (me conformant en ceci à vos vues bienfaisantes) au soulagement des orphelins que le fléau a multipliés dans le département.

Agréez, je vous prie, l'assurance de respect avec lequel je suis,

Monsieur le Préfet,

Votre etc.

Toulon, 14 septembre 1835.

M. le Préfet a fait à cette lettre une réponse tellement gracieuse, que celui à qui elle est adressée sera immanquablement taxé d'amour-propre en la consignant ici : mais comment résister au plaisir, nous dirons même au devoir, de faire connaître aux habitans du département du Var, le prix qu'attache leur premier magistrat à la moindre action généreuse qui peut tourner à l'avantage commun, et le souvenir de ceux qui n'ont point hésité à marcher sur ses traces au moment du danger.

Copie de la lettre de M. le Préfet du Var, à M...., ex administrateur du bureau central de secours, à Toulon.

——

Draguignan, 17 septembre 1835.

Monsieur,

C'est dans votre cœur, bien plus que dans mon exemple, que vous avez puisé l'inspiration de dévouement avec lequel vous vous êtes chargé des fonctions d'administrateur du bureau de secours durant l'épidémie de Toulon : les bons exemples n'opèrent que sur les ames généreuses capables elles-mêmes d'en donner.

Les témoignages d'estime que contient votre lettre me flattent beaucoup, et je ne puis qu'être très honoré de celui que vous voulez me donner en publiant votre Aperçu historique.

J'ai l'honneur de vous adresser le Tableau que vous m'avez demandé, des communes visitées par l'épidémie.

Recevez , monsieur, l'assurance de ma considération la plus distinguée.

Signé Jⁿ FLORET.

AVIS

AU LECTEUR.

—

Cet extrait d'une correspondance
familière, mis en ordre pour satisfaire
la curiosité d'un ami habitant à Paris,
n'était pas destiné au Public. En la
communiquant à deux ou trois honorables citoyens de Toulon, je n'avais
d'autre but que de me procurer la satisfaction de leur entendre dire que je
n'avançais rien qui ne fut conforme à
la vérité, et que je n'omettais rien d'im-

portant. Je n'ai point été trompé dans
mon attente : ils ont rendu justice à mes
sentimens. Mais ne se sont-ils pas trom-
pés eux-mêmes, en m'assurant que cette
narration rapide, dont la lecture les a
attachés, m'ont-ils dit, serait accueillie
favorablement par des lecteurs moins
indulgens, si je consentais à la livrer à
l'impression? Ils sont parvenus à vain-
cre la répugnance que j'éprouve à me
mettre en évidence, en me donnant l'i-
dée de faire débiter cet opuscule au
profit des orphelins par suite du choléra. En cédant à leur vœu, je fais le sacrifice de mon amour-propre. Les traits
de la critique me trouveront invulnéra-
ble, si de nombreux acheteurs contri-
buent à la bonne œuvre qui m'a été
suggérée par la philantropie.

xij

Une fois déterminé à faire gémir la presse, j'aurais pu donner à cet écrit l'apparence d'un ouvrage, en y ajoutant quelques feuilles que j'aurais remplies facilement en entrant dans des détails plus minutieux, en recueillant ceux donnés par les journaux qui paraissent à Toulon, en bâtissant un système sur les causes du choléra, sur sa nature, sur sa propagation ; en signalant les symptômes qui le précèdent généralement, les précautions à prendre pour écarter le danger (ce que d'autres ont écrit avant moi et mieux que je ne suis en état de faire) ; en recueillant les moyens curatifs essayés, employés par les médecins de diverses écoles. Qui m'aurait empêché d'entrer dans une longue dissertation pour prouver que le fléau est

ou n'est pas contagieux? Deux motifs
m'ont rétenu : le premier a été de ne
point chercher à grossir le volume, et
par là d'augmenter les frais d'une brochure qui doit être à la portée de toutes
les bourses ; le second est né de la con-
viction où je suis , d'après l'aveu des
médecins les plus instruits et les plus
estimables, qu'il n'y a jusqu'à présent
que le charlatanisme qui ait osé donner
son opinion pour une certitude ; et que
la science est obligée d'avouer qu'elle ne
marche encore qu'en tâtonnant, et qu'il
lui reste de grandes découvertes à faire
avant qu'elle puisse se flatter d'être en
état de dompter la maladie [1].

[1] Cette dernière réflexion a pour objet de prému-
nir la crédulité contre les amulettes , les remèdes
souverains et universels qu'une honteuse cupidité fait
publier avec emphase.

N. B. Les majuscules dans le corps de l'ouvrage indiquent
les notes, qui commencent page 45.

TOULON,   SEPTEMBRE 1835.

MON CHER L.....

Vous désirez que je vous donne des détails sur l'invasion, la marche et les effets du choléra dans une cité où je ne m'étais rendu que pour passer, auprès de mes enfans, quelques mois agréables, sous le beau ciel de la Provence ; vous êtes persuadé, dites-vous, qu'il m'en coûtera peu pour satisfaire à votre demande, d'après la connaissance que vous avez de l'habitude où je suis de jeter sur le papier une esquisse rapide des événemens de quelque importance qui se passent sous mes yeux : je n'ai rien à refuser à votre amitié; je vais donc recopier pour vous, et confier à votre discrétion ce que je n'avais écrit que pour moi.

Mon arrivée à Paris, à l'apparition du choléra, en 1832, le séjour que j'y ai fait, sans que j'aie été tenté de m'en éloigner pendant tout le temps qu'il y a régné; mon assistance fréquente au bureau de secours du 10ᵉ arrondissement, où j'ai été témoin du noble dévouement des administrateurs et des médecins; où j'ai vu accueillir avec un égal empressement les réclamations du riche et de l'indigent; la rencontre ino

pinée de cholériques gravement attaqués, quand je croyais aller visiter des
amis en bonne santé : rien de cela
n'ayant ébranlé ni ma constitution, ni
mon caractère, n'a pas peu contribué à
m'aguerrir contre une nouvelle invasion
du fléau, et à me le faire considérer avec
le sang-froid nécessaire pour encourager
les uns, consoler les autres, remonter le
moral de celui-ci, et porter les premiers
secours au malheureux que sa famille
et ses amis abandonnaient sur un lit de
douleur.

Je vous l'avouerai cependant; le choléra, à Paris, n'avait pas suscité dans
mon ame des émotions semblables à
celles que j'ai éprouvées, et qui se sont
si souvent renouvelées ici. La mort, dans
le grand nombre des individus qu'elle a
frappés à Paris, n'en a atteint que cinq

à six que je connaissais, plus par la cé-
lébrité de leur nom, que par une liaison
intime ; ici, elle a moissonné beaucoup
de personnes avec lesquelles j'avais des
relations journalières, et par qui j'avais
été accueilli avec bienveillance.

La grande ville, sillonnée par des
corbillards, des voitures de tapissiers
et de déménagemens, métamorphosées
en chars funéraires qui se perdaient
dans la foule des équipages , des
fiacres, des cabriolets, des diligences,
des omnibus de toute espèce, des voitures affectées au charroi de matériaux
et d'approvionnemens de tout genre,
offrait encore de nombreuses distrac-
tions à l'étranger. Les cafés, les établissemens publics , les spectacles restés
ouverts, les débats des deux chambres,
les variations de la bourse, le tourbillon

quoique' ralenti des affaires l'entraî-
naient malgré lui, et détournaient souvent sa pensée d'un tableau affligeant.
Ici, tout a été morne et silencieux ; l'é-
migration de 20 à 25,000 habitans, riches et pauvres, a fait de la ville un
désert, dont la monotonie n'était inter-
rompue que par le convoi de gens qu'on
avait quittés la veille. A voir ces bouti-
ques, ces magasins portes closes, ces
croisées ne s'entr'ouvrant plus du premier au quatrième étage, ces trottoirs
où la poussière ne recueillait pour ainsi
dire l'empreinte d'aucun pas, on aurait
pu se croire dans une de ces villes découvertes récemment dans les entrailles
de la terre, ou pour parler plus exactement, dans une cité dévastée par la
peste, ou précautionnée contre elle.
Ajoutez à cela qu'une partie des bou

langers et des bouchers ayant suivi le torrent; qu'un très petit nombre d'habitans des campagnes se décidant à continuer d'apporter leurs denrées au marché, l'on avait de l'inquiétude pour les subsistances. Tous les travaux, même à l'arsenal de la marine, out été suspendus. On a manqué de bras pour enterrer les morts; il a fallu employer des forçats à creuser les fosses, tandis que les bières restaient entassées hors les portes de la ville, sur les bords de la grande route, faute de moyens pour les transporter assez promptement au cimetière. La démoralisation a été poussée si loin, que des indigens ne se laissaient point tenter par un salaire exhorbitant pour rendre les services d'intérieur de ménage, pour suppléer à la disparition des domestiques, alléguant, pour motif de leur apathie, qu'il était bien inutile de se fatiguer pour gagner un argent qui ne servirait à rien, puisque tout le monde devait mourir.

A la chute du jour, dans le but de satisfaire une partie de la population qui se persuadait qu'une forte commotion pourrait dégager l'atmosphère des miasmes pestilentiels qui l'empoisonnaient, soixante coups de canon tirés successivement jetaient l'effroi dans d'autres esprits, en leur rappelant la cause de ce bruit inaccoutumé; les rues éclairées le soir par la lueur rougeâtre et rembrunie par la fumée des feux qu'on y allumait et qui brûlaient solitairement, paraissaient plus tristes encore; pendant la nuit, elles étaient par fois parcourues à pas précipités par ceux que la nécessité forçait de recourir à de prompts secours; et d'intervalle en intervalle, on entendait le pas grave et mesuré des patrouilles que la sollicitude de l'admi= nistration avait fait doubler, afin de déjouer les projets des malfaiteurs qui s'étaient proposés d'exploiter à leur profit la frayeur des absens, en dévali- sant les magasins des uns ou les appar- temens des autres.

Tel a été l'aspect de Toulon pendant un long mois. C'est le 20 juin que le choléra s'est manifesté sur la frégate la *Galathée ;* c'est le 21 que le premier décès a été constaté : le bagne, puis la ville ont été envahis par la maladie. Son développement, assez lent jusqu'à la fin du mois, permettait de penser qu'elle ne s'invétérerait pas dans une ville renom- mée par sa salubrité. Les processions de la Fête-Dieu, commencées le 21, se sont

continuées pendant la semaine, suivant
l'usage ordinaire, avec la pompe écla-
tante qu'elles affectent, et l'affluence
peu décente de spectateurs qui les suit;
elles se sont terminées le dimanche 28
(A). L'acteur Philippe, de Paris, donna,
le 30, une représentation qui devait
être suivie de plusieurs autres; le décès
de 20 personnes, dont on n'annonça
cependant que 14, éloigna les spectateurs, et les acteurs quittèrent la ville.

L'administration municipale, prési-
dée par un maire dont l'assiduité dans
l'exercice de ses fonctions, a forcé jusqu'à ses ennemis de mêler leur voix au
tribut d'éloges et d'admiration que sa
belle et judicieuse conduite, pendant
toute la durée du fléau, lui a mérité;
l'administration, dis-je, dans le but de
s'opposer aux progrès du mal, établit,

dans les premiers jours de juillet, des
bureaux de secours, sous la direction
de conseillers municipaux et de nota-
bles; mais ceux-ci, soit qu'ils aient été
effrayés pour eux-mêmes, soit qu'ils
eussent été entraînés par les sollicita-
tions de leurs femmes, de leurs enfans,
de leur entourage, qui, suivant l'avis et
l'exemple de certains médecins, ne
voyaient de salut qu'en s'éloignant du
foyer de l'épidémie, ont accompagné
leur famille dans sa fuite, et ont ainsi
déserté un poste assigné par l'honneur
et l'humanité (E).

Dès lors la terreur s'est emparée des
esprits dans toutes les classes de citoyens. C'est à qui s'éloignera le plutôt de
l'ombre du danger. Les riches portent
dans des contrées lointaines leur argent
et leur égoïsme ; la classe mitoyenne

dissipe le fruit de ses économies dans les communes environnantes, où on lui fait payer au poids de l'or les moindres services; le pauvre, après avoir épuisé ses faibles ressources, produit de ses sueurs, de son travail, va mendier un pain noir et de la paille qui ont été trop souvent refusés à sa misère, tandis que sous son toit, dans sa ville, les secours de la bienfaisance royale et du gouvernement seraient allés le chercher (C).

Cependant le maire et ses adjoints ne sont plus secondés que par quatre ou cinq conseillers municipaux(D); le tribunal civil, privé de son président qui s'est suicidé le 8, est réduit à un seul juge et aux officiers du parquet; un des juges de paix laisse le poids des affaires à son suppléant, adjoint du maire; le directeur

des postes s'absente; des avocats, des
notaires, des avoués abandonnent leur
cabinet, leur étude ; des pharmaciens
ferment leur officine ; des administrateurs d'hospice ne sont pas retenus par
leurs honorables fonctions (E).

Dans cette circonstance, le préfet du
département, M. Floret, qui s'était
rendu à Toulon à la nouvelle de l'immi-
nence du danger ; qui, en visitant les
malades dans tous les établissemens publics, et dans quelques maisons parti-
culières où des malheureux étaient
abandonnés à la commisération publique, donnait ainsi l'exemple du zèle et
de l'abnégation de soi-même, fit un appel au dévouement des bons citoyens
pour remplacer les absens. Je me suis
trouvé du nombre de ceux qui ont répondu à son invitation, et je suis devenu

en conséquence un des six administrateurs du bureau central de secours, éta-
bli, pour l'intérieur de la ville, à l'ancien
palais de justice. Deux autres bureaux
furent placés extra-muros, l'un dit de
l'*est*, au faubourg de la Croix-de-Vidal,
route d'Italie; l'autre, appelée de l'*ouest*,
aux Marroniers, sur la route de Marseille. Ces bureaux extérieurs devaient
subvenir aux besoins des colons dissé-
minés dans la banlieue : chevaux et
voitures furent, à cet effet, mis à la
diposition des médecins; des infirmiers
bénévoles ou salariés y étaient attachés
pour soigner et veiller les malades; de
plus, chaque bureau était pourvu de
matelats, couvertures, linge, remèdes,
ustensiles pour les besoins des nécessi-
teux. Le service fut organisé d'accord
entre les administrateurs du bureau cen-

tral et les médecins. Les heures de présence, pour chacun, furent distribuées
de manière à ce que, jour et nuit, les
personnes qui y auraient recours fussent
certaines de trouver un administrateur,
pour distribuer les secours de la bienfaisance, et un médecin disposé à prêter
l'assistance de son art (F).

Dans les dix premiers jours de l'invasion, du 21 au 30 juin à midi, on
avait constaté seulement 32 décès. Le
1er juillet, on en annonça 18. Ce nombre s'augmenta journellement d'une manière tellement rapide, que le 11, on
inscrivit 108 décès qui avaient eu lieu
dans les vingt-quatre heures. Le total
des morts depuis le premier juillet s'é-
levait à 593 ; ce qui donnait 54 décès,
l'un dans l'autre, pour chacun de ces
onze jours.

MM. les médecins étrangers arrivèrent le 11 ; ceux qui se sont attachés au
service du bureau central y sont restés
jusqu'au 21. Dans ces dix jours, ils ont
mérité la reconnaissance des Toulonnais
par une activité sans bornes. Indépendamment des visites qu'ils ont faites à
la clientelle des médecins de la ville,
absens ou indisposés, ils ont répondu à
l'appel qui a été fait au bureau, au nom
de plus de 500 malades. Il aurait fallu
qu'ils pussent se multiplier pour suivre
l'effet de leurs ordonnances; cela n'était
guère possible : appelés à chaque instant pour de nouveaux cas, trop souvent le même malade a été visité par
différens médecins, et ce concours n'a
pas été toujours salutaire (G).

La population a fait des pertes con-
sidérables dans ce laps de temps, quoi-

que les décès suivissent une marche décroissante. Le nombre ne s'en est pas moins élevé, du 11 à midi jusqu'au 22 à pareille heure, à 577; par jour 52 l'un dans l'autre (H).

Cependant l'état sanitaire s'était manifestement amélioré dans les hospices civils et militaires; les décès ne se comptaient, depuis le 21, que par douze ou quinze, sur les registres de l'état civil. On se flattait de la disparition du fléau, quand il se propagea dans tout le département, et qu'on apprit qu'il faisait invasion dans les départemens limitrophes. MM. les médecins attachés au bureau central, appelés à de nouveaux devoirs, abandonnèrent Toulon à ses propres ressources, après avoir rendu les derniers devoirs au docteur Lassis, l'un d'eux, qui a succombé le 21, et en

laissant dangereusement malade un autre de leurs collègues, M. Goglioso, Gé-
nois, de la faculté de Pise.

Privés de l'assistance de MM. les médecins, les administrateurs du bureau
central se sont vus au moment d'être
dans la nécessité de se retirer : toute-
fois, sur leur représentation, M. le
maire a détaché l'aide-major de l'hospice civil, et leur sollicitude particulière
leur a procuré le secours de quatre officiers de santé de la marine, qui ont
consacré au bureau, avec un zèle admi-
rable, le temps que ne réclamait pas
impérieusement leur devoir d'employés
du gouvernement. Ce puissant renfort
a été d'une grande utilité (1): ces MM.
connaissant parfaitement la ville, se
rendaient plus promptement auprès des
malades, les revoyaient plusieurs fois

2

par jour, en en visitant d'autres, s'attachaient à eux, et jouissaient, autant par amour de leur état que par humanité, du bonheur de les sauver. Le succès a couronné leurs efforts; et soit que les cas aient été moins graves, soit qu'ils aient été appelés plus à propos, soit qu'éclairés par l'expérience les remèdes aient été mieux appropriés au mal, sur 230 nouveaux malades auxquels ils ont donné des soins, du 23 juillet au 8 août, ils n'en ont perdu qu'une trentaine(J).

Le nombre total des décès, dans la ville, du 22 juillet au 31, s'est élevé à 173; total général depuis le commencement de l'invasion, 1375, non compris 370 décès attribués à d'autres causes que le choléra; ce qui paraît surprenant, la proportion étant au plus de 4 à 6 par jour, terme moyen, 5 en temps ordinaire; 200 de ces décès doivent être l'effet de l'influence cholérique (K).

La cessation du fléau dans les hôpitaux civils et militaires, la diminution des cas dans la ville et la banlieue, permettant aux médecins attachés au bureau de bienfaisance de la ville (le dispensaire), de subvenir aux demandes de la classe mal aisée, les administrateurs, dans le but de supprimer les dépenses, devenues inutiles, d'infirmiers salariés, de porteurs, d'éclairage et autres frais, ont, de concert avec l'autorité, fermé le bureau central le 8 août, à huit heures du soir, en présence de M. Martini, premier adjoint de la mairie, délégué par le maire pour assister à la clôture du bureau, recevoir les clés, et décharger les administrateurs des différens objets qui leur avaient été confiés.

M. Martini a rempli sa mission, auprès des administrateurs, en leur adres-
sant, au nom du maire et de ses concitoyens, des remerciemens flatteurs dans
une allocution qui a été insérée dans les
journaux de la ville [1].

C'était le cas de remettre à M. Martini
le rapport rédigé par l'un des administrateurs, de ce qui s'était passé pendant
leur gestion [2]; mais la majorité a pensé
qu'il convenait mieux de le présenter à
M. le maire, à l'hôtel-de-ville; que ce
rapport, d'ailleurs, était susceptible de
modifications, dans le signalement des
témoignages de reconnaissance à dé-
cerner. En effet, le rapport recopié mot
à mot en grande partie, auquel il a été
ajouté des paragraphes jugés inutiles

[1] Voyez page 37.

[2] Voyez page 25.

par le rédacteur, duquel on a retranché
des passages justifiant ce que le registre
d'ordre, sur lequel on inscrivait les malades visités, offre de peu satisfaisant,
a été présenté le mardi 11 à M. le maire;
copie en a été envoyée à M. le préfet,
qui en en accusant réception, a adressé
des remerciemens aux administrateurs [1].

Les bureaux extra-muros sont restés
ouverts jusqu'au 15 août. De temps en
temps, une espèce de recrudescence a
semblé nous menacer. Le fléau s'éloigne,
on n'en saurait douter; mais le retour
des émigrés lui fournit de nouveaux ali-
mens. Ils entrent pour beaucoup dans
le nombre des 160 décès constatés pendant le mois d'août (L).

La rentrée de la classe marchande a

[1] Voyez page 41.

eu lieu successivement du 3 au 20 août. Les magasins cependant ne sont pas tous ouverts. Les familles riches, celles de ceux que le devoir ou les affaires ont impérieusement forcés de revenir à leur poste, sont encore éloignées ou fixées à la campagne. Les ouvriers de l'arsenal, du port, ont repris leurs travaux ; mais un grand nombre d'entre eux sont allés chercher fortune ailleurs. On ne fait point dix pas sans que des vêtemens de deuil ne viennent attrister les regards. Le commerce sera long-temps avant de recouvrer son activité, la ville avant de reprendre sa physionomie ordinaire (M).

L'administration aura de grands sacrifices à faire pour soulager la misère. Elle a de forts revenus, il est vrai, des fonds en réserve ; mais ces revenus,

ces fonds avaient une destination d'u-
tilité générale , et l'appel fait à la
bourse des gens aisés n'a pas produit ce
qu'on devait en attendre. Comptons sur
un emploi éclairé des ressources mises
à la disposition du maire, elles ne peu-
vent être en meilleures mains ; bornons-
nous à désirer que la philantropie de
ce magistrat ne soit pas la dupe des
manœuvres qu'emploieront les indus-
triels de toute espèce pour en abuser
(N).

RAPPORT

Fait par un des administrateurs, pour être présenté à M. le maire de la ville de Toulon, au moment de la clôture du bureau central.

Monsieur le Maire,

En remerciant l'autorité de l'occasion qu'elle nous a fournie d'être de quelque utilité à nos concitoyens, nous croyons ne pouvoir mieux répondre à sa sollicitude qu'en mettant sous ses yeux le tableau des malades que sa prévoyance

a fait secourir; qu'en signalant à sa reconnaissance le nom de MM. les officiers
de santé et des personnes, salariées ou
non, qui se sont dévouées au service des
infirmes : nuls plus que nous n'ont été
à même d'apprécier leur zèle et leur activité.

Depuis notre installation à l'ancien
palais de justice (14 juillet jusqu'au 22
inclus), six médecins et plusieurs élèves
étrangers à la ville, ont été attachés au
bureau central, et ont prêté le secours
de leur art à deux cent vingt nouveaux malades. Ces messieurs, vu
l'amélioration de l'état sanitaire, ont
quitté successivement la ville du 20 au
21, soit pour se porter dans d'autres
communes du département, soit pour
retourner dans leurs foyers. Il n'est
resté à Toulon que M. Despauy d'Ar-

diége, enlevé, le 19, au bureau central pour être employé au bureau de l'*est*, et le docteur Goglioso, qui, malade lui-même depuis plusieurs jours (ce qui ne l'empêchait pas de continuer ses visites), a été forcé de s'aliter le 24.

Nous avons à regretter de n'avoir pas obtenu, de MM. les médecins partis, un rapport sur la situation de leurs malades; nous ne serions pas dans l'incertitude sur le résultat de leurs soins, et le registre d'ordre, que nous vous remettons, n'offrirait pas de lacune inquiétante dans la colonne intitulée *observations*.

Nous vous avons fait connaître, monsieur le maire, l'embarras où nous nous trouvions par le départ de ces MM., l'impossibilité dans laquelle ce départ nous mettait de répondre à ce que votre sollicitude toute paternelle pour vos administrés devait attendre de nous. Vous vous êtes empressé, d'après notre lettre, d'attacher, le 24, au bureau central, M. le docteur Négrin, de Marseille, et M. Long, aide-major de l'hospice civil de Toulon. Dès la veille, ce dernier nous avait donné une bénévole assistance en visitant les malades, et en surveillant les prescriptions de deux jeunes étudians dont nous avions mis à profit le zèle et la bonne volonté.

Le 25, M. Négrin est parti pour Marseille, où la violence du choléra rendait sa présence indispensable à sa famille. Le 2 août, il a fait une courte apparition au bureau, et a été appelé par M. le préfet, à Draguignan. Peu de nos malades, à notre grand regret, ont été dans le cas de profiter du fruit de ses connaissances et de ses veilles.

Des officiers de santé de la marine,
MM. Sénès, Cauvin, le Petit et Mittre
sont venus le 25 mettre à la disposition
du bureau les heures qui leur restaient
de libres après avoir satisfait à ce que
leur qualité de chirurgiens de marine en
activité exigeait d'eux ; ils se sont concertés avec M. Long, pour la distribution du service de jour et du service de
nuit, M. Suquet, de l'hôpital militaire,
s'est joint à eux, et dès lors on a pu satisfaire à l'instant même, à toutes les
demandes d'envoi de medecins.

La visite de ces MM. a été réclamée
depuis le 23, par 223 nouveaux malades;
ils ont donné en outre des soins à ceux
inscrits précédemment, qui ont eu recours au bureau. Chacun d'eux a suivi
assiduement les malades que le hasard
lui procurait. Grimper presque constam-

ment aux plus hauts étages, dans les quar-
tiers les moins sains; s'introduire dans
des galetas privés d'air; avoir sous les
yeux le tableau affligeant de la malpro-
preté la plus dégoûtante ou de la plus
affreuse misère ; être obligé de faire exé-
cuter en leur présence leurs prescriptions
afin d'être certains qu'elles avaient été
comprises; y mettre souvent la main
eux-mêmes; rien n'a émoussé leur courage; leurs efforts, leurs soins ont obtenu d'heureux effets. Sur soixante individus à la deuxième ou troisième période
du choléra , lorsqu'ils ont été appelés
pour la première fois; sur un plus grand
nombre moins gravement affectés , ou
ne présentant encore que les premiers
symptômes de l'affreuse maladie; nous
n'avons eu à déplorer la perte que de
vingt-sept.

C'est à des soins constans, à une pra-
tique éclairée, à l'intérèt réel que chaque médecin prenait à son malade, que
l'on doit ce résultat : d'où il faut con-
clure qu'avec une hygiène préventive
et des moyens curatifs employés en
temps opportun, continués sans inter-
ruption, variés suivant l'âge, le sexe ,
le tempérament des sujets, il n'est pas
impossible d'arracher au choléra une
grande partie de ceux qu'on croit des-
tinés à en être les victimes.

MM. les officiers de santé dont nous
venons de vous entretenir, M. le maire,
n'ont point fait retentir les journaux
des services qu'ils ont rendus; c'est à
l'autorité locale qu'il appartient de leur
donner un témoignage éclatant de sa
satisfaction. Pour nous, nous ne pouvons que les remercier au nom des mal-

heureux, du bien qu'ils ont fait, et les assurer que nous conserverons un profond souvenir des relations philantropiques que nous avons eues avec eux.

M. Barnouin, étudiant en médecine, M. Cortez, ancien étudiant, actuellement surnuméraire dans l'administration des douanes sont les deux élèves de Toulon dont nous avons parlé. Le premier seconde depuis huit à dix jours le médecin attaché au bureau de l'ouest, le second n'a point quitté le bureau central, et y a fait constamment preuve de zèle et d'activité : tous deux méritent que l'administration s'intéresse à leur avenir.

Dans un précédent rapport, nous vous avons entretenu du dévouement de M. Chabaud, commissaire sur la goëlette l'*Iris*; ce dévouement à soigner, à veiller les malades sans distinction, ne s'est point ralenti, il en trouve sans doute la récompense en son cœur, mais sa belle conduite ne doit pas être oubliée; elle peut être citée comme modèle à ceux qui se sont fait inscrire avec ostentation, en annonçant un courage à l'épreuve, et qui se sont éclipsés à l'approche du danger.

Il est, nous avons ouï dire, d'autres jeunes gens qui ont donné des soins à des malades de leur choix; mais ne s'étant point concertés avec le bureau, ils ne nous ont rendu aucun compte de leurs veilles; ils nous privent ainsi du plaisir d'attester qu'ils ont des droits à l'estime de leurs concitoyens.

Deux infirmières venues de Marseille, Mmes Dedoué et Fontville, n'ont quitté Toulon que le 29 juillet pour se rendre à Draguignan; elles ont donné constamment des preuves d'activité et d'intelligence.

Une troisième, Mme Plumier, de Toulon, n'a pas moins rendu des services réels : nous avons remarqué avec satisfaction, son empressement à se rendre dans les maisons où nous l'adressions, et son assiduité auprès des malades. Elle est peu fortunée; elle mérite donc une récompense pécuniaire.

Nous n'avons qu'un compte satisfaisant à rendre des infirmiers salariés et des porteurs; la mairie en a les noms; ce sont des gens habitués au travail et qui ne demandent que de l'appui pour en trouver de conforme à leur éducation et à leurs habitudes.

Monsieur le maire, notre mission se termine avec la disparition du danger; il nous est permis de faire succéder des jours de repos à des jours de fatigue et d'inquiétudes. Mais, si (ce dont la providence nous préserve) une recrudescence rendait encore nos veilles nécessaires, l'autorité municipale peut compter sur notre dévouement; jaloux de marcher sur vos traces, nous reprendrions notre poste au premier appel. C'est dans ces sentimens que nous nous séparons, et que nous offrons au corps municipal, et à vous en particulier, Monsieur le maire, l'assurance de notre considération très distinguée.

Les administrateurs du bureau central de secours.

Toulon, 8 août 1835.

ALLOCUTION DE M. MARTINI, PREMIER
ADJOINT A LA MAIRIE DE TOULON, A
MM. LES ADMINISTRATEURS DU BU--
REAU CENTRAL DE SECOURS.

Messieurs,

Las enfin de faire des victimes, le
fléau, qui trop long-temps a affligé notre cité nous permet le repos. Au milieu
de nos jours de deuil et de calamités
publiques, et alors que chacun devait
être à son poste, parce qu'il y avait du
danger à courir et beaucoup de bien à
faire, vous vous êtes empressés d'accep-
ter des fonctions pénibles et purement
gratuites. Ces fonctions, Messieurs (et
je suis heureux d'être en ce moment lin-
terprète de l'opinion publique), vous
les avez remplies avec un zèle et un dévouement sans bornes. Vous avez fait

le sacrifice de vos intérêts les plus chers
pour le soulagement de la classe indigente; votre philantropie vous a fait
surmonter toutes les difficultés que les
circonstances malheureuses faisaient naî-
tre à chaque pas, et dans le cours de
votre administration, aussi sage qu'é-
clairée, vous avez fait preuve d'une
exactitude et d'une régularité que l'on
rencontre rarement en des temps ordinaires. Honneur à vous, messieurs, honneur à messieurs les médecins, élèves et
infirmiers qui ont concouru à une si
bonne œuvre! Eux aussi ont donné l'e-
xemple d'un beau dévouement, eux
aussi ont des droits à la reconnaissance
publique!

Messieurs, vous êtes arrivés au terme
de vos travaux; vos fonctions cessent
aujourd'hui ; vous allez rentrer chez

vous contens et satisfaits de tout le bien
que vous avez pu faire : mais avant de
vous séparer, je viens, au nom de M. le
maire et au nom de la cité entière, vous
remercier vivement de tout ce que vous
avez fait pour elle, et de ce que vous
avez si bien secondé l'administration
municipale, qui, dans cette circonstance douloureuse, ne pouvait suffire à
tous les besoins. L'estime et la reconnaissance publique vous sont acquises;
comptez sur la population de cette ville
comme elle compte sur vous; et si un
jour de nouveaux malheurs venaient
nous affliger, ce jour-là, j'en ai l'assurance, messieurs, verrait chacun de vous
à son poste d'honneur.

PRÉFECTURE DU VAR.

—

CABINET.

—

*Copie de la lettre de M. le préfet
du Var à MM. les administrateurs
du bureau central de secours pour les
cholériques, à Toulon.*

Draguignan, le 19 août 1835.

MESSIEURS,

J'ai l'honneur de vous remercier de
l'envoi que vous avez bien voulu me
faire du rapport que vous avez adressé

NOTES ET ADDITIONS.

—

(A) Quelle différence dans le main-
tien de la multitude , lorsque M. l'évê-
que de Fréjus, ancien curé de l'église
principale de Toulon, prélat distingué
par ses vertus, vint, quinze à vingt jours
après présider à deux processions géné-
rales ; le respect, le recueillement étaient
peints sur la figure des fidèles qui assis-
taient à la cérémonie. Chacun paraissait
pénétré des sentimens propres à fléchir
la miséricorde divine : chacun suivait
son rang, les yeux baissés et l'air con-

trit ; quelques uns même marchaient les
pieds nus : le silence n'était interrompu
que par les chants pieux des vierges et
du clergé. Ce spectacle imposant rappe-
lait au petit nombre de ceux qui ne faisaient point partie du cortége, que *ti-
mor fecit Deos*.

(в) Il faut convenir que le nombre et
la qualité des victimes qui succombèrent
dans les dix premiers jours de juillet
étaient bien faits pour effrayer, et pour
faire croire à l'inutilité des remèdes,
comme à leur impuissance.

Un capitaine de frégate [1] , un chef
de bataillon de l'artillerie de la marine [2]
ont été presque subitement enlevés : tous
deux étaient dans la force de l'âge. Un

[1] M. Dubreuil.
[2] M. Signoret.

sous-commissaire aux subsistances [1],
homme généralement estimé a été frappé
mortellement en quelques heures. Le
colonel, commandant de la place [2] qui
avait bravé la mort dans vingt batail-
les, deux adjudans de place [3], un membre distingué du barreau [4], n'ont pu
être sauvés.

Le savant et philantrope docteur
Fleury, qui passait les jours et les nuits
auprès des malades, a été entraîné dans
la tombe, moins par l'excès de ses fati-
gues que par le chagrin de trouver en
défaut la science qu'il cultivait si hono-
rablement depuis soixante ans.

(c) Le gouvernement a fait passer la

[1] M. Duranti.
[2] M. Brémont.
[3] MM. Durand et Longin.
[4] M. Bayle.

somme de vingt-mille francs pour venir au secours des cholériques. Le roi a assigné celle de dix-mille francs sur sa cassette pour le même objet, et dans une première réunion, le conseil municipal avait mis soixante-mille francs à la disposition du maire.

(D) Le conseil municipal de Toulon se compose de 36 membres :

1 maire,

3 adjoints;

32 conseillers municipaux.

A l'époque de l'invasion il n'y avait que 30 conseillers, à raison de la mort de M. Coulombeaud, et du départ de M. Reymonenq, nommé juge au tribunal de Marseille. Sur ce nombre de trente, vingt-deux se sont absentés par différentes raisons; trois, MM. Fleury, Béville et Petit ont été emportés par le choléra,

il n'est donc resté que cinq conseillers,
dont un, M. Aubert, 2e médecin en chef
de la marine, a été forcé de consacrer
beaucoup plus d'instans à ses nombreux
malades qu'à l'administration. Les émi-
nens services rendus par ce modeste et
savant médecin n'ont pas reçu la récom_
pense que leur décernait l'opinion publique.

(E) Après avoir exprimé ce que nous
pensons de la conduite des fonctionnaires qui ont abandonné leur poste,
il doit nous être permis de témoigner
notre admiration pour le clergé qui n'a
manqué à aucun des devoirs de la cha_
rité et de la religion [1]; de rendre hom-

---

[1] Le gouvernement a reconnu la belle conduite du
clergé de Toulon, en décorant son chef, M. Chabaud,
curé de N. D., de la croix de la légion d'honneur.

4

mage au zèle de M. le sous-préfet [1],
dont la santé a été gravement compro-
mise à diverses fois par l'excès du travail; de signaler à la reconnaissance,
l'activité infatigable du maire, de ses
trois adjoints et des conseillers municipaux qui ont supporté dans ces temps
difficiles le fardeau de l'administration [2].

Nous ne pouvons oublier le dévouement de la jeune épouse d'un conseiller

[1] M. Duchatel, qui de son lit n'a cessé de diriger
les travaux de ses bureaux.

[2] MM. Guieu; maire, Martini, Julien, Negrin, adjoints, Fournier, Cabissol, Aubert, Albert et Laurent,
auxquels il faut adjoindre MM. Thunot, colonel de la
garde nationale, et Prevot, sous-commissaire de marine, qui se sont réunis à la commission municipale,
chargée de délivrer des bons de secours aux indigens;
MM. Nyel, directeur des contributions indirectes,
et Maurric, négociant, qui ont remplacé les administrateurs des hospices civils.

municipal ¹ qui n'a pas craint de faire
l'office d'un commis, en se chargeant de
la distribution minutieuse des dons en
espèces faits par la commune ; de la
tenue des écritures que cette distribution exige ; et de la garantie qui en est
la suite ; elle a été secondée dans cette
généreuse occupation par une autre dame, qui a également des droits à notre
souvenir ².

Nous nous plairions, si nous ne crai-
gnions de blesser leur modestie, à rap-
peler le nom de vertueux citoyens qui
ont parcouru les différens étages des

¹ Mᵐᵉ Fournier. S. M. la reine des Français, jsute
appréciateur des vertus qui distinguent son sexe, a
fait remettre à Mᵐᵉ Fournier, comme témoignage de
sa satisfaction, une médaille en argent, portant d'un
côté l'effigie du roi, et de l'autre ces mots : « A Mᵐᵃ
Fournier, pour sa belle conduite pendant le choléra. »

² Mᵐᵉ Turc, dont le mari était un des administrateurs du bureau central de secours.

plus chétives maisons, pour s'assurer
que personne n'y languissait dans la
misère ou l'abandon, et qui n'en sor-
taient pas sans y répandre des secours
et des consolations ; mais il y aurait de
l'ingratitude à passer sous silence l'empressement avec lequel au milieu de leurs
importantes occupations, M. le préfet
maritime [1], M. le général commandant
le département [2], ont répondu aux demandes de l'administration municipale.
La ville a de grandes obligations à ces
hauts fonctionnaires qui ont mis à sa
disposition tout ce qui dépendait d'eux
pour subvenir à ses besoins dans l'état
de pénurie où elle s'est trouvée.

[1] M. Jules de Martineng, contre-amiral, major-
général de la marine, préfet maritime par interim.

[2] M. le baron Beurmann, maréchal-de-camp.

(f) Sur le tableau arrêté à la mairie, sont portés comme administrateurs du bureau central de secours, MM. Négrin, deuxième adjoint à la mairie, Fournier, conseiller municipal, Bellenger, capitaine de frégate, Lacroix, capitaine de génie, Levesque, ingénieur de la marine, Faivre, receveur des contributions directes, Turc, employé dans l'administration des douanes, et Vienne, père du capitaine de corvette de ce nom.

M. Négrin, s'étant chargé de la surveillance du bureau de l'est, et M. Fournier, notaire, employé par l'administration municipale à d'autres fonctions, n'ont point pris une part active aux travaux du bureau. Frappé par le choléra dans la personne de son beau-père et d'un oncle, MM. Aune, qu'il a eu le malheur de perdre, M. Bellenger a été

forcé de consacrer son temps à sa famille
et a quitté tout-à-fait le bureau , le len-
demain de son installation. Il a été remplacé par M. Lahondé, bibliothécaire
à l'arsenal maritime. Le nombre des administrateurs a donc été dès le premier
moment réduit à six , et sur ce nombre,
trois se sont ressentis assez violemment
de l'influence cholérique pour être obli-
gés de garder la chambre à des inter-
valles différens pendant deux à trois
jours. Cinq d'entr'eux, par la nature de
leurs emplois ne pouvaient disposer que
d'un certain temps combiné avec leurs
obligations ; libre de tout engagement,
le rédacteur de ces notes a donné de
dix à douze heures par jour au bureau,
s'est occupé exclusivement de tout ce
qui pouvait y avoir rapport : et voilà ce
qui lui donne la facilité de rendre un

compte exact de ce qui s'est passé.

(G) Les médecins de Marseille, arrivés le 11 juillet, sont : MM. Lassis, de la faculté de Paris, qui s'est alité le 15, et est décédé le 21 à l'hôpital de la Marine, où M. le préfet maritime l'avait fait admettre; les docteurs Daniel, Monge et Barral; les élèves Delajarvie et Fabre. Le 12, arrivèrent de Montpellier, MM. Goglioso, docteur de la faculté de Pise, Robert et Despauy d'Ardiége, licenciés, Taron et Santi, élèves. Indépendamment de ces MM. qui ont assisté le bureau central, il y a eu d'attachés à l'hospice civil, MM. Rousset, Perron, Négrin, docteurs de Marseille, et aux bureaux *extrà-muros*, MM. Rivière, Bringue et Roux, de Marseille; MM. Floucaud, Adenis, venus de Montpellier, ainsi que M. Facibolski, Polonais réfugié.

(H) Du 11 au 22 juillet ont succombé
entre autres personnes marquantes : le
lieutenant-colonel du 67ᵉ régiment de
ligne [1], le major de la légion étrangère [2],
quatorze officiers de la garnison [3], un
capitáine de vaisseau [4], des lieutenans
de vaisseau [5] et de frégate [6] en activité,
trois capitaines de frégate en retraite [7],
deux aumôniers des hospices [8], quatorze, tant chirurgiens, pharmaciens,

[1] M. Milhaud.

[2] M. Horn. Il est compté ici avec la garnison, quoi-
qu'il ne soit décédé que le 25 juillet.

[3] Dont 3 du 12ᵉ, 1 du 24ᵉ, 5 du 63ᵉ, 3 du 67ᵉ, 1
de l'artillerie, 1 de la légion étrangère.

[4] M. Leblanc, mort en rade, à bord du *Scipion*,
qu'il commandait.

[5] MM. Demontant et Abraham.

[6] MM. Lemoyne, de Scrigny.

[7] MM. Beville, Aune, capitaine du port, et de
Cuers.

[8] MM. Alberge et Sinceri.

qu'élèves ¹, des commis de première et
deuxième classes et écrivains de l'administration de la marine ², un membre
de l'intendance sanitaire ³, le bibliothécaire de la ville, un conseiller municipal, un avocat membre du bureau de
bienfaisance ⁴, etc, etc.

(1) Officiers de santé qui se sont
voués au service du bureau central de
secours depuis le 23 juillet jusqu'au jour
de sa clôture :

M. Long, chirurgien, aide-major à
l'hospice civil, après avoir été chargé

---

¹ 1 médecin, 1 pharmacien, 3 chirurgiens, 2 élèves
de la marine. 3 pharmaciens, 1 chirurgien requis à
l'hôpital militaire, 1 chirurgien du 67ᵉ, 1 médecin
civil, M. Laure, 1 élève à l'hospice civil.

² MM. Bonnefoi, Julien, Bertrand, Bernier, Mo-
reau, Massion.

³ M. Toulon-Saurin, propriétaire.

⁴ MM. Peyre-Ferry, Petit, constructeur, Ledeau.

à peu près seul du service de l'hospice
de la Charité, où sur un personnel de
263 individus composé en général de
vieillards incurables et d'enfans dont 70
à 80 ont été attaqués du choléra, il
n'a perdu que les deux cinquièmes ;

MM. Sénès et Cauvin, de Toulon,
chirurgiens de la marine de troisième
classe, MM. Lepetit, de Cherbourg,
et Mittre de Cuers, élèves entretenus,
M. Suquet, de Toulon, attaché à l'hospice militaire ;

Barnouin, de Toulon, étudiant ;

Cortès, de Toulon, ancien étudiant
en médecine, surnuméraire dans l'administration des douanes.

On trouvera plus de détails sur les
services qu'ils ont rendus dans le rapport adressé au maire, page 25.

(1) Du 23 juillet à la fin d'août et précédemment, les établissemens de la marine ont fait de grandes pertes en maîtres, quartiers-maîtres et gardiens. La société, depuis le 1er août, a été vivement affectée du décès d'une dame [1] respectable dont les jours ont été abrégés autant par la mort prématurée de son fils, que par le choléra; son gendre [2], commissaire-général l'a suivi de près dans la tombe; un inspecteur des douanes [3]; un lieutenant de frégate, jeune homme de grande espérance [4], un capitaine de vaisseau [5] ont également succombé, malgré tous les secours de l'art; enfin, une jeune et aimable dame [6], idole de sa famille, sem-

[1] M.me Duranti.

[2] M. Bérard. [3] M. Reins.

[4] M. de Percheron. [5] M. Maillard-Liscourt.

[6] M.me Eynard, fille du capitaine du port, décédée le 16 juillet.

ble n'être rentrée que pour clorre la liste fatale: arrivée le 28, elle est décédée le 30 août.

Ces derniers décédés ont joui du triste honneur de l'étiquette d'un convoi pompeux: ces cérémonies avaient été suspendues pendant l'intensité de la maladie, vu la muliplicité des décès.[1]

(K) Réunissant les 160 décès qui ont été constatés pendant le mois d'août aux 1,375, nombre arrêté à la fin de juillet, on aura un total de . . . . 1,535.

A ce nombre il faut en ajouter :

1° Deux cents au moins à déduire des trois cent soixante-dix

---

[1] Le jeudi 20 août, la mairie a fait célébrer dans l'église principale un service funèbre pour honorer la mémoire de ses concitoyens dont la dépouille mortelle a été transportée silencieusement et presque sans cortége au champ du repos.

que la mairie signale comme décès ordinaires du 23 juin au 31
juillet, ci 200

   2° Et, je ne crois pas exagérer
en disant que soixante à quatre-
vingts décès n'ont point été dé-
clarés pendant le fort de la maladie, et l'encombrement qui en a
été la suite; je n'en ferai cependant figurer ici que 65

Le total des décès sera donc de 1,800
Sur ce nombre on en compte,
A l'hôpital militaire, en-
viron 120
A l'hôpital de la marine   90   410
Aux hôpitaux du bagne
et de Saint-Mandrier . . 200

La ville et la banlieue ont donc
perdu, soit à domicile, soit dans

les hospices civils , 1,390 individus. 1,390

Quel a été le nombre des cas? Il est
assez difficile de répondre exactement
à cette question, parce que les déclara-
tions n'ont pas été, et ne pouvaient pas
être régulièrement et précisément faites.
Il est cependant possible de donner
sur ce point une solution approxima-
tive.

Dans les hôpitaux militaires et de la
marine, où, l'on ne peut le désavouer,
tous ceux qui y ont été transportés ont
eu plus de chances de salut qu'ailleurs,
parce que l'application des remèdes a
été plus prompte, parce que l'effet de
ces remèdes a été observé et suivi avec
plus de soin, on n'a sauvé que moitié
des malades; il faut donc doubler le

nombre des décès pour trouver celui
des cas.

Les décès s'y sont élevés à 410, il y
a donc eu 820 cas [1].

A l'hospice civil, où chaque malade
répugnait d'entrer et n'était transporté
que lorsque la maladie était des plus
graves, on a perdu près des trois quarts
des malades : nous compterons donc
sans crainte de nous tromper, pour
210 décès, 280 cas.

A domicile, où les demandes de secours, ont souvent été trop tardives,
où les prescriptions étaient loin d'être
ponctuellement exécutées, surtout par
la classe indigente, où des imprudences
se renouvelaient à chaque instant, où
des malheureux trouvaient à peine une
main secourable pour les aider, je suis

[1] A l'hospice du Bagne, le tiers au moins des malades a été sauvé.

convaincu que pendant la violence du choléra, les quatre cinquièmes des malades ont succombé, ce qui pour 840 décès produit 1,050 cas.

Quant au surplus du temps qu'a régné la maladie, c'est-à-dire du 23 juillet au 31 août, on a sauvé deux cinquièmes ou moitié des malades, ce qui donne dans la première hypothèse pour 340 décés, 850 cas.

Le nombre approximatif des cas est donc de 3,000, et les décès dans la proportion des cas sont de trois cinquièmes ou de 60 morts sur 100 malades.

(L) On doit ajouter au nombre des pertes que le choléra fait éprouver à la population de Toulon, le décès des émigrés, qui en fuyant la mort, l'ont rencontrée plus impitoyable, plus hideuse. Peignez-vous l'état de ces infortunés, repoussés partout, ou reçus avec répugnance ; sollicitant au prix de leur or, de leurs bijoux, de leur fortune, de légers services, et ne pas les obtenir. Voyez-les s'estimer heureux de payer dix fois, cent fois plus cher que dans les meilleures voitures, en temps ordi-naire, une place sur une misérable char-rette, et expirer loin des leurs sans se-cours, sans entendre les accens d'une voix amie adoucir l'amertume de leurs derniers instans, sans qu'un regret les ait accompagné dans la tombe. On cite plusieurs personnes que le rang et la fortune semblaient devoir préserver d'une fin aussi déplorable : donnons des larmes à leur mémoire ; mais que leur exemple nous apprenne, que c'est en s'entr'aidant mutuellement, qu'on se fortifie contre le danger, et que, si nos

5

jours sont comptés, on en voit appro-
cher le terme avec moins d'épouvante
et de douleur au sein de l'amitié.

(m) L'état déplorable de la ville, la
mort qui planait sur elle, la stupeur
des esprits, les larmes à essuyer, tant
de misères à soulager, n'ont permis à
personne de penser à se livrer à des
démonstrations d'allégresse pour célébrer l'anniversaire des journées de juillet. Cette époque s'est passée dans une
tristesse profonde, à laquelle est venue
ajouter encore l'indignation causée par
la nouvelle de l'exécrable attentat du
28. Tout en bénissant la providence de
ce que le crime n'avait pas atteint le but
qu'il s'était proposé, on frémissait à
l'idée des maux qui auraient pu être la
suite de la mort du chef du gouvernement, on compatissait à la douleur poi-

gnante, aux inquiétudes mortelles qu'a-
vait dû ressentir la reine, ce modèle des
épouses et des mères. Aussi l'autorité
n'a-t-elle rencontré qu'unanimité de sentimens dans le nombre des citoyens qui
ont grossi son cortége, lorsqu'elle s'est
rendue dans le temple du Seigneur pour
offrir au Très-Haut ses prières pour de
nobles victimes, et ses actions de graces
pour le salut du roi.

(n) Toulon a souffert du choléra
d'une manière effroyable : sa population effective *intrà* et *extrà-muros*, ab-
straction faite de la portion qui appartient à la marine et à la garnison, est
descendue au-dessous de 10,000 ames,
par l'effet de l'émigration, et le nombre
des décès a été 1,390, d'où il suit qu'elle
a perdu de 14 à 15 individus sur 100,
ce qui ne s'était point vu dans aucune

autre ville de France. Il est aussi quelques communes dans le département qui ont été cruellement maltraitées, et où, malgré les efforts du préfet qui s'est multiplié dans cette circonstance, les secours ont été insuffisans, la misère excessive. Si, à Toulon, les auberges n'ont été ouvertes pour recevoir les médecins étrangers, que sur l'injonction de l'autorité, il est aisé de deviner combien dans les villages où l'émigration n'a pas été moins forte proportionnellement, on a dû avoir de peine à trouver un local convenable pour établir des bureaux de secours, et loger les officiers de santé et les infirmiers qui se sont dévoués au service de l'ignorance superstitieuse.

Honneur aux magistrats qui ont surmonté ces obstacles, qui ont accueilli et secondé de tous leurs moyens ceux qui venaient à leur aide. Honneur au préfet qui a donné l'exempl e du bien que produit une volonté ferme et éclairée [1].

Avant de terminer, nous devons ici réparer une omission. En signalant à la reconnaissance publique M. le préfet maritime et M. le comm andant du département, nous n'euss ions point dû oublier la générosité ave c laquelle M. le receveur général, indé pendamment de la part qu'il a prise au x souscriptions, a fait distribuer pour son compte des bons de pain et de viar ide aux indigens.

[1] Nous devons à l'obligea nce de ce magistrat, le tableau que nous transcrivoi is ci-après, des communes du département qui ont été affligées du choléra.

—

ÉTAT des Communes qui ont été affligées du Choléra, et total des Décès qui ont eu lieu dans chacune d'elles, au 12 septembre 1835, inclusivement.

DÉSIGNATION des COMMUNES.	TOTAL des DÉCÈS.	POPULATION.
ARRONDISSEMENT DE BRIGNOLES.		
Brignoles.............	103	5940
Cotignac	49	3602
Ginasservis...........	7	862
Correns..............	12	1514
Bras.................	3	1477
Tavernes.............	6	1517
Le Val..............	20	1752
Vins................	2	626
La Verdière..........	14	1597
Flassans.............	9	1254
Rians...............	21	2972
Tourves.............	15	2728
Carcès..............	9	2217
Pignans.............	36	2380
Gonfaron............	18	1596
Besse..............	12	1750
Entrecasteaux	8	2200
St-Zacharie	1	1729
Châteauvert..........	2	207
Barjols.............	17	3512
Garéoult	11	991
Roquebrussanne........	43	1505
Camps..............	3	1063
Varages.............	7	1478
À REPORTER......	428	

REPORT.......	428	
St-Maximin..........	1	3637
Rougiés............	8	980
Ste-Anastasie........	10	580

ARRONDISSEMENT DE DRAGUIGNAN.

DRAGUIGNAN	25	9804
Ampus..............	43	1268
Seillans............	16	1263
Fayence............	59	2554
St-Tropez...........	33	3736
Roquesclapon	16	348
Le Muy............	41	2045
Bargemon	2	1891
Flayosc............	13	2606
Trans..............	7	1385
Puget près Fréjus	2	1053
Tourrettes près Fayence.	5	701
Roquebrune..........	3	2019
Aups..............	23	3083
La Motte...........	1	853
Salernes............	11	2510
Lorgues............	202	5444
Vidauban...........	3	2006
Le Luc............	25	3580
Figanières	29	1399
Fréjus............	5	2665

APRONDISSEMENT DE GRASSE.

GRASSE............	33	12716
Antibes............	56	5565
Cagnes............	39	2349
St-Césaire..........	11	1216
Villeneuve-Loubet......	8	618
Cabris............	1	1846
Coursegoules.........	2	580
A REPORTER......	1161	

ARRONDISSEMENT DE TOULON.

Report........	1161	
Toulon...............	1557 (*)	44,000
St-Cyr................	19	1768
Solliès-Pont...........	32	3493
Six-Fours.............	22	3081
Puget près Cuers.......	12	1770
St-Nazaire	5	2695
La Seyne.............	58	6732
Solliès-Farlède........	1	1007
La Cadière...........	1	2616
Belgencier	42	1322
Cuers................	21	5106
Le Revest............	5	663
La Valette............	72	2450
Collobrières..........	5	1680
Solliès-Ville..........	2	884
Carnoules............	1	966
Evenos..............	5	667
Ollioules	17	3132
Hyères..............	4	10142
Le Castellet..........	8	1946
Solliès-Toucas	6	1401
Total........	3056	

(*)Nous avons dit, page 61, que le nombre des décès à Toulon, était de 1800 au 31 août. La mairie en a fait connaître 33 du 1er au 12 septembre; il faut donc lire 1833 au lieu de 1557, et au total général 3332.

www.ingramcontent.com/pod-product-compliance
Lightning Source LLC
Chambersburg PA
CBHW050603210326
41521CB00008B/1087